G. BOUCHET

Vétérinaire à Creil
Secrétaire de la Commission sanitaire

LE LAIT

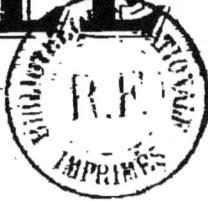

Son Hygiène

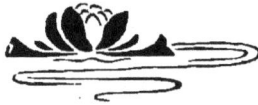

BEAUVAIS
IMPRIMERIE CENTRALE ADMINISTRATIVE
15, place Ernest-Gérard, 15

—

1914

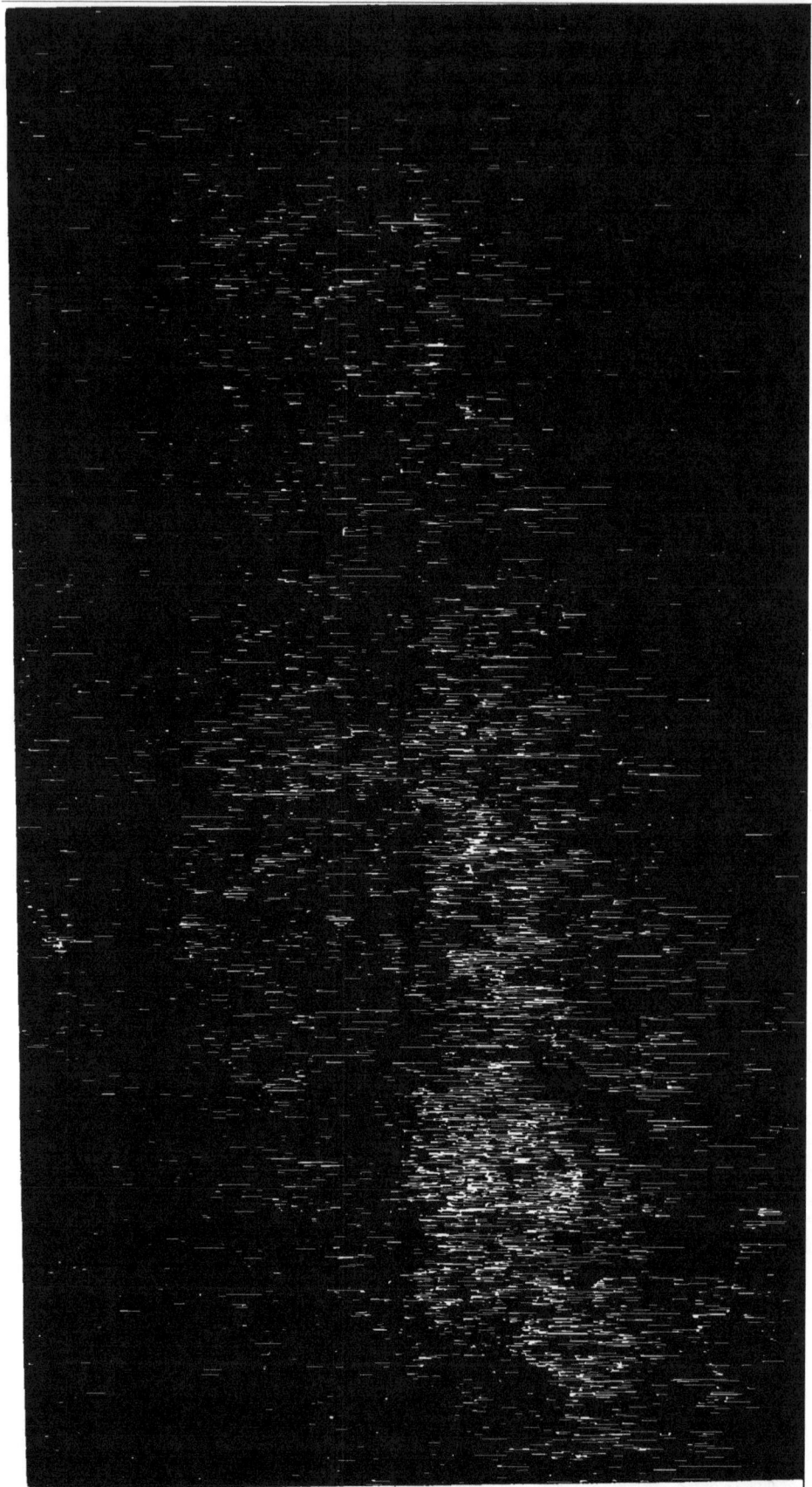

G. BOUCHET

Vétérinaire à Creil
Secrétaire de la Commission sanitaire

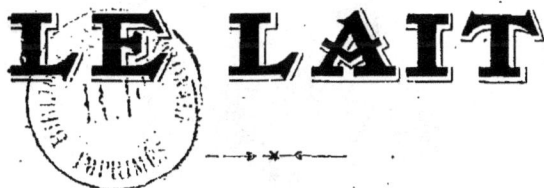

LE LAIT

Son Hygiène

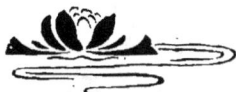

BEAUVAIS
IMPRIMERIE CENTRALE ADMINISTRATIVE
15, place Ernest-Gérard, 15

—

1914

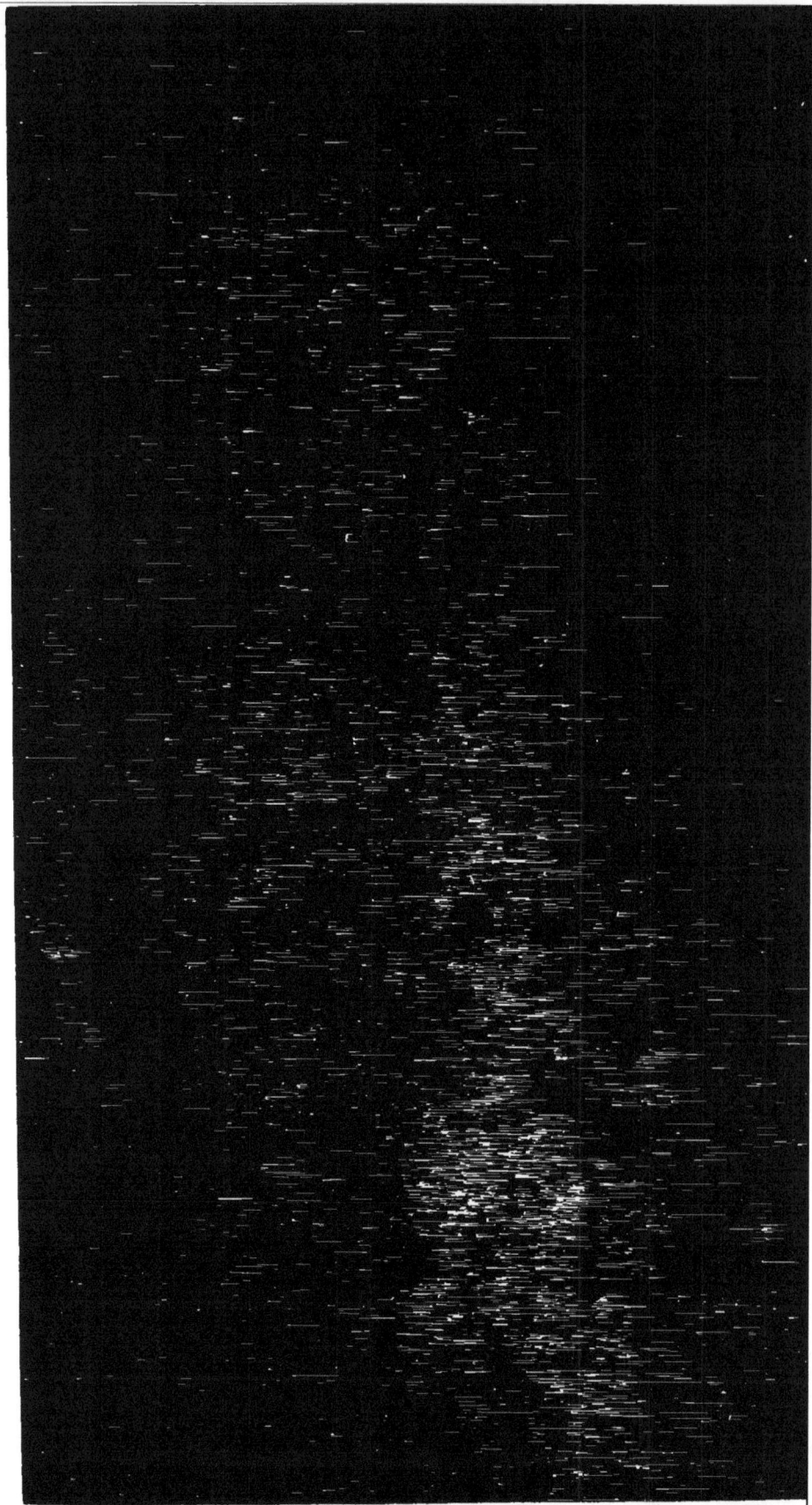

G. BOUCHET

Vétérinaire à Creil
Secrétaire de la Commission sanitaire

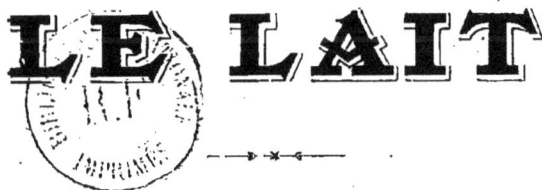

LE LAIT

Son Hygiène

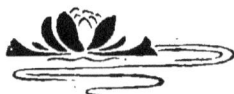

BEAUVAIS
IMPRIMERIE CENTRALE ADMINISTRATIVE
15, place Ernest-Gérard, 15

1914

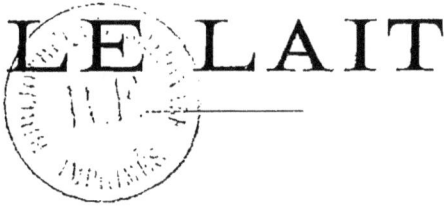

LE LAIT

Son Hygiène

Pour les physiologistes, le lait est un liquide opaque, blanc mat ou légèrement jaunâtre, à peu près inodore quand il est pur, et d'une saveur un peu sucrée.

Sa densité varie, chez la vache, entre 1029 et 1033 ; chez les autres femelles, il ne s'éloigne que très peu de cette constante ; sa réaction, quand il est frais, est alcaline, mais elle devient rapidement acide grâce à la fermentation lactique qui transforme le lactose en acide lactique.

Lorsque le lait a été recueilli dans des conditions qui en assurent la pureté et le laissent à l'abri de l'action microbienne il peut, à une température de 15 à 16°, rester au moins six jours avant de se corrompre.

Toutefois, il ne tarde pas à perdre son homogénéité première qui en faisait une émulsion parfaite et il se sépare en plusieurs couches qui sont, en commençant par le bas :

1° Une mince couche d'une blancheur plus mate que les autres et qui est formée surtout par un dépôt de phosphates tricalciques ;

2° Une deuxième couche plus épaisse fournit un précipité abondant et granuleux si on la traite par les acides : c'est la caséine, élément fondamental du fromage ;

3° La troisième couche, jaunâtre, opa-

lescente, réduit à chaud la liqueur de
Fehling : elle tient en dissolution le lactose ou lactine qui est le sucre du lait ;

4° La quatrième et dernière couche,
désignée sous le nom de crème renferme la
matière grasse du lait ; elle est formée de
globules de graisse pressés les uns contre
les autres, que leur légèreté spécifique
fait monter à la surface.

Cette stratification donne une première
idée des principes constituants du lait
qui sont associés dans la proportion
moyenne suivante pour 1,000 : eau 874 ;
matières azotées (caséine) 22,8 ; graisse
37,8 ; lactose 62 ; substances minérales
3,15.

Si nous passons du domaine de la physiologie dans celui de l'hygiène, nous défi-
nirons le lait : le produit de la traite en-
tière et ininterrompue de la vache ; car
on a remarqué que le lait qui est obtenu
à la fin de la mulsion est plus riche en crème que celui du début de l'opération.

Quelle que soit la définition à laquelle
nous nous arrêtons, nous ne perdrons pas
de vue que le lait (et ici il ne s'agira que
du lait de vache, car c'est de beaucoup le
plus intéressant), est un aliment complet
de premier ordre ; d'abord, il constitue
la nourriture exclusive de l'enfant privé
du sein de sa mère, et une bonne partie
de celle de l'enfant sevré ; ensuite, c'est
un adjuvant essentiel de la thérapeutique
de nombreuses maladies quand il ne constitue pas à lui seul tout le traitement, et il
est le régime de nécessité dans beaucoup
d'affections chroniques ; enfin, en dehors
de ces deux cas particuliers, il entre pour
une part importante dans notre alimentation de chaque jour.

Or, bien nombreuses sont les circonstances qui tendent malheureusement à

transformer ce précieux aliment en une mixture dangereuse.

Par sa composition et par la température à laquelle on l'obtient, le lait est éminemment altérable ; aussi, par le fait de l'homme conscient ou inconscient, le trouve-t-on souvent transformé en une véritable culture microbienne qui, non seulement atteint sa valeur marchande, mais encore le rend préjudiciable à la santé. Et à ce titre la production devrait en être surveillée.

Ce que l'on a fait pour les viandes de boucherie devrait être imposé pour le lait : celles-là ne sont consommées que cuites ce qui atténue le danger qu'elles présenteraient en certains cas, celui-ci est souvent administré cru et surtout donné à des enfants dont les moyens de défense contre les infections sont très faibles.

En effet la mortalité infantile est singulièrement élevée : il meurt cent enfants sur mille de un jour à un an, alors que 21 adultes seulement succombent dans le même temps. La mortalité des enfants est donc cinq fois trop forte, et malheureusement, il faut l'avouer, cette proportion considérable pourrait être facilement abaissée si l'on voulait sérieusement tenir la main à assurer l'hygiène du lait. On peut sans témérité affirmer que toutes les affections intestinales, les accidents méningés et probablement aussi nombre de maladies infectieuses proviennent directement ou indirectement du lait.

Nombre d'observations ont démontré que la tuberculose est une maladie de la première jeunesse que les enfants contractent pendant leur première année, et, dans l'immense majorité des cas, c'est sans doute dans le lait qu'ils ont trouvé les germes de cette affection qui enlève annuellement 100,000 français.

C'est ce qui a fait dire au Docteur Ter-
rond :

« Il faut se méfier beaucoup du lait, sur-
« tout des laits collectifs, des mélanges de
« lait que répand l'industrie moderne. Si
« vous consommez le lait d'une vache
« isolée, vous pouvez avoir un produit
« détestable sans doute, mais excellent
« aussi. Au lieu que consommant le liquide
« résultant du mélange de beaucoup de
« laits vous êtes assurés d'avaler un pro-
« duit médiocre. Le mauvais y est mêlé
« au bon ; ce n'est ni du tout mauvais ni
« du tout bon, c'est du tout médiocre. Ce
« que les marchands de lait ont rempli
« de cimetières est inimaginable. Ils
« semblent vouloir faire concurrence
« aux marchands d'alcool et ils y réus-
« sissent beaucoup plus qu'on ne pense. »

Ces préliminaires établissent l'impor-
tance de la question du bon lait. Mais un
peu de réflexion amène à la conclusion
que cette question, pour intéressante
qu'elle soit, n'est pas d'une solution facile.

Si l'on veut bien convenir qu'un bon
lait, produit et recueilli dans des conditions irréprochables ne peut être que rela-
tivement cher, on se heurte immédiatement aux principes économiques de la
sociologie qui exigent au contraire des
prix abordables pour les petites bourses
de la classe moyenne et de la classe
ouvrière.

Dès maintenant, il faut que les consommateurs se persuadent bien que le lait
n'est pas un liquide que l'on prend au
puits ou à la fontaine. Il coûte à produire et
si, un jour, on peut déterminer les producteurs à en faire un aliment meilleur au
prix de soins particuliers, au prix de sa-
crifices plus étendus, il serait inique de
prétendre que la valeur marchande de ce

lait ne doive subir aucune augmentation.
Comme en beaucoup de circonstances, le
meilleur marché n'est pas toujours la
meilleure affaire ; et exiger du lait à bas
prix, c'est déclarer que l'on renonce à la
qualité : mieux vaudrait renoncer à l'aliment lui-même.

Lors des troubles qui ont éclaté sous le
prétexte de la *Vie chère* en septembre
1911 la foule a molesté des cultivateurs
qui refusaient de vendre leur lait 0 fr. 20
le litre. J'en sais, et non des plus mauvais,
qui ont vendu leurs vaches et fermé défi-
nitivement leur vacherie : ce n'est pas des
résolutions de cette nature qui faciliteront
la consommation du lait ni qui en feront
diminuer le prix.

En réalité les consommateurs ne savent
pas ce qu'est le lait ni ce qu'il coûte. Et
d'ailleurs si la fraude de ce produit s'exerce sur une grande échelle c'est justement
parce que ceux à qui il est destiné ne
s'inquiètent généralement pas de sa valeur hygiénique.

Il serait bon que chacun fît son éduca-
tion ; que les producteurs s'habituent à le
produire mieux, à le recueillir pur, à le
conserver propre ; que les consommateurs
le traitent convenablement et le considè-
rent comme un produit qu'on ne trouve
pas dans le ruisseau ; que les intermé-
diaires qui y touchent le respectent et lui
épargnent des opérations illicites : il ap-
partient aux hygiénistes de rappeler ces
principes essentiels qui sont trop souvent
méconnus.

LE LAIT DANS LA MAMELLE

La mamelle d'une vache saine ne con-
tient pas de microbes. On peut donc dire
que le lait sortant du pis est aseptique.

Dans les cas de maladies générales, tuberculose, rage, charbon, ou de maladies locales, mammites, le lait présente les germes virulents propres à chaque infection. En ce qui concerne la rage et le charbon leur rareté est si grande que, pratiquement, on peut les ignorer.

Il n'en est pas de même de la tuberculose : celle-ci, au contraire, est si commune qu'on peut estimer que 50 % au moins des bovins composant le cheptel national en sont atteints, à des degrés divers c'est vrai, mais la tuberculine les dénonce, et ce produit qui n'a jamais de défaillances permet d'en faire le tri.

Tout au plus pourrait-on lui reprocher un inconvénient économique : celui de condamner aussi impitoyablement une malade qui n'a qu'un seul ganglion atteint, et qui, pratiquement, eût pu vivre peut-être longtemps avec une tuberculose latente, qu'une autre malade atteinte de tuberculose générale et, partant, tout à fait dangereuse.

Néanmoins, en Angleterre, en Allemagne, en Suède, en Norvège, on a estimé que du moment que la tuberculose des animaux pouvait se transmettre à l'homme et que le lait était le vecteur habituel, il y avait lieu de s'en préserver, et on a prescrit l'examen du lait. De 1897 à 1907, 4.400 échantillons de lait ont été examinés en Angleterre ; parmi ceux-ci on a trouvé 8 % de laits tuberculeux. Pour l'Allemagne, Calmette cite le chiffre de 10 % fourni par le laboratoire de Leipzig.

En France on n'a pris à l'heure actuelle aucune mesure : quelques producteurs consentent parfois à soumettre à la tuberculine l'effectif de leurs étables, mais rien ne les y oblige, et ce n'est pas toujours l'intérêt général qui les guide dans ce cas.

Cependant, je connais nombre de circonstances où des accidents tuberculeux ont enlevé plus ou moins rapidement des enfants dont les parents sont encore en bonne santé, enfants pour la nourriture desquels on utilisait depuis longtemps du lait provenant d'étables entièrement infectées de tuberculose. Dans une exploitation, j'ai vu succomber deux enfants, de 14 et 16 ans : le père a fait une tumeur blanche du genou ; il existait dans l'étable 18 vaches qui toutes ont réagi à la tuberculine. Ce n'est qu'un rapprochement, mais n'est-il pas éminemment suggestif.

Les différentes espèces de mammites entraînent des troubles si graves dans la composition et l'aspect du lait qu'il faut avoir perdu toute espèce de sens moral pour oser mettre en vente un produit aussi altéré. Cela se fait pourtant.

Il n'y a pas longtemps, j'ai été sollicité de donner un certificat à un fraudeur surpris qui me demandait d'attester que le lait qu'on lui reprochait d'avoir mouillé était en réalité du lait qui provenait de vaches atteintes de mammite.

Je n'avais jamais été appelé à constater l'exactitude de cette allégation, et au surplus il ne m'a pas paru que ce fût une excuse valable.

En principe donc, le lait sort de la mamelle à peu près complètement stérile, pourvu qu'il provienne de vaches *saines* et *bien nourries*. Le lait provenant de vaches atteintes de fièvre aphteuse est également aseptique, mais il se contamine par des débris de pustules qui se détachent du pis au moment de la mulsion.

La véritable contamination de cet aliment se fait lorsqu'il a quitté la mamelle. En dépit des soins que l'on peut prendre

contre l'ensemencement celui-ci est fatal :
il est plus ou moins copieux selon que les
soins ont été plus ou moins minutieux.
On devine aisément ce qu'il devient quand
les précautions les plus élémentaires sont
négligées.

En raison de sa composition et de la
température à laquelle on l'obtient, le
lait est un excellent milieu de culture.
La matière grasse ou crème est peu affec-
tée par le processus d'attaque initiale :
le lactose se transforme rapidement sous
l'influence des ferments lactiques ; le
milieu s'acidifie, la caséine se prend en
masse, le lait est devenu du fromage, et à
toutes les fois que ce phénomène s'ac-
complit spontanément, on peut affirmer
que le *lait n'est pas propre*.

Les ferments lactiques ne préexistent
point dans le lait : on les trouve contenus
dans le tube intestinal de la vache.

Les laits amers, les laits bleus, les laits
rouges sont également des laits ensemencés après la traite ; un nettoyage minutieux de l'étable ou de la laiterie fait disparaître ces divers inconvénients.

Le lait mélangé de sang n'est plus du
lait rouge ; il doit être assimilé au lait
provenant de bêtes atteintes de mammite
et retiré de la consommation.

Jusqu'ici l'altération subie par le lait
n'a provoqué que des troubles économiques ; avec les bactéries qui s'attaquent
aux matières azotées, coli-bacille, pro-
teus, subtilis, etc., qui entraînent une
véritable digestion de celles-ci, nous
assistons à des accidents plus graves, tels
que la diarrhée infantile qui est toujours
la résultante du lait sale ; c'est principale-
ment une maladie d'été parce que la
température plus élevée de cette saison
favorise la polyculture ; c'est surtout une
maladie des villes parce que celles-ci ne

reçoivent pas toujours du lait de première fraîcheur (cependant les campagnes n'en sont pas exemptes), c'est souvent une maladie d'enfants mal soignés et dont l'alimentation n'est pas surveillée.

D'OU PROVIENNENT LES BACTÉRIES DÉVERSÉES DANS LE LAIT

Toujours les matières d'ensemencement sont apportées dans le lait ou pendant la traite ou après.

Un rapide exposé des conditions ordinaires dans lesquelles sont établies les vacheries est ici nécessaire. Il fera comprendre non comment le lait est souillé, mais comment il serait impossible qu'il ne le fût pas.

Le plus souvent l'étable est trop exigue pour le nombre des bêtes qu'elle renferme ; souvent on convertit en vacheries des locaux qui avaient été faits pour tout autre destination. On peut dire que toute exploitation agricole comporte des vaches mais il s'en faut que dans chaque exploitation il y ait une vacherie.

Les locaux qui abritent ces bêtes sont fréquemment dépourvus de fenêtres ; quand il en existe, elles sont insuffisantes de sorte que l'aération et l'éclairage pourtant si nécessaires sont mesurés avec la plus grande parcimonie.

Sous le prétexte que le froid entraîne une diminution dans la secrétion lactée, on s'efforce d'obtenir et de conserver une température d'étuve qui varie entre 20 et 25°. Il n'est pas rare que par paresse ou par économie on conserve plusieurs jours le fumier qui contribue pour une si grande part à vicier l'air de l'étable ; les plafonds sont bas, encombrés de toiles d'araignées remplies de poussière. Et ainsi les animaux manquent d'air, de lumière et d'espace : ils respirent un air confiné, saturé de vapeur d'eau et d'ammoniac, circonstances éminemment favorables à la diffusion de la tuberculose.

Le sol de ces locaux est rarement pavé et naturellement dépourvu de caniveaux ou de rigoles nécessaires à l'écoulement des déjections liquides.

Si l'on considère la cour, on la trouve le plus souvent de dimensions réduites. Pour éviter la main-d'œuvre, le fumier est amoncelé très à proximité de la porte de l'étable et comme on n'a point prévu de fosse pour le recevoir, il est déposé simplement sur le sol où les pluies le lessivent à volonté entraînant ensuite des ruisseaux de purin.

Dans un but d'économie, la paille n'est pas toujours distribuée en abondance, les bêtes couchent volontiers dans leurs déjections : chaque matin elles mériteraient d'être lavées à grande eau. On ne lave pas toujours leurs mamelles.

Toutes les étables ne sont pas aussi mal installées, j'en connais qui sont bien disposées, mais le nombre en est très restreint, et elles constituent une infime exception.

Il est bien naturel que la traite de vaches entretenues dans ces conditions doit sans aucun doute possible être accompagnée d'un ensemencement abondant de toute espèce de germes. Est-il besoin d'ajouter que dans l'immense majorité des cas les vaches ne reçoivent aucun soin corporel : étrille et brosse sont inconnues. Et alors la traite s'effectue dans les conditions suivantes : le vacher sans laver le pis, qui est ce que l'on peut deviner, pratique l'opération en appuyant ordinairement la tête contre le flanc de la vache pour la maintenir. Ce contact du vacher et de la bête ne se produit pas sans frottements qui détachent du corps non pansé poils et débris épidermiques tous plus ou moins recouverts de matières excrémentielles semi-liquides ou concrétées ; tout cela tombe dans le seau à traire. Les mains du trayeur pressent en tirant sur chaque trayon, lequel abondamment pourvu des déjections sur lesquelles il a reposé, se nettoie peu à peu des matières sales qui tombent avec le lait. Et comme le glissement des trayons entre les doigts ne se fait pas tout seul, il faut que de temps en temps le trayeur fasse couler sur ses mains un jet de lait qui facilite la manœuvre.

Pendant cette opération, la bête tourmentée par ses voisines, harcelée par les mouches, fouaille de la queue et met en mouvement toutes sortes de poussières que toujours le lait reçoit à volonté.

Parfois, pour obtenir un peu de calme, on a le soin, avant ou pendant la traite, de distribuer une ration de fourrage, nouvelle occasion de soulever des poussières pourtant superflues.

Nous avons vu plus haut que les ferments lactiques existaient en permanence dans le tube intestinal des vaches et par conséquent dans les matières excrémentitielles : on comprend à merveille comment le lait en est pourvu. Mais il y a un autre ensemencement plus dangereux.

Les opérations du laboratoire d'hygiène de Manchester ont démontré que le lait contenait fréquemment — 8 % — des bacilles tuberculeux. De nombreuses recherches ont établi, d'autre part, que des vaches tuberculeuses, sans mammite, présentaient souvent les mêmes bacilles dans leurs excréments, de là une nouvelle source de contamination.

Du reste, à l'Institut Pasteur de Lille, j'ai vu la démonstration péremptoire de ce fait. Dans une étable basse, mal aérée, d'un cube d'air restreint, assez semblable à toutes celles de la campagne — moins les toiles d'araignée cependant — on a disposé dix vaches tuberculeuses attachées à une mangeoire scellée dans le mur. Derrière cette rangée de bêtes, à un mètre environ, on a installé par terre une seconde mangeoire à laquelle sont fixées dix autres bêtes — des génisses de quatre à cinq mois — en bonne santé et notamment indemnes de tuberculose.

Après une cohabitation de sept à huit mois, on sacrifie les génisses qui n'ont jamais été en contact étroit avec les vaches malades, qui n'ont jamais reçu de leur jetage expectoré pendant la toux, mais qui ont consommé des fourrages fréquemment souillés par les déjections des malades : 7 sur 10 des sujets d'expériences sont reconnues atteintes de tuberculose. M. Guérin, vétérinaire à l'Institut Pasteur de Lille, qui m'a montré cette expérience en cours ne pouvait mieux prouver qu'il y a un danger certain à laisser souiller le lait par des parcelles excrémentitielles.

ROLE DU VACHER

Sans pouvoir invoquer autre chose que le tradition, il est convenu que le vacher occupe dans la hiérarchie du personnel de la ferme le dernier rang. Comme pour justifier le peu de considération qui s'attache à sa personne, ce serviteur est généralement malpropre, habillé de vêtements d'une saleté repoussante, et pourvu de mains qui ne sont lavées que par le lait qu'il trait. Quand il est lui-même atteint d'une maladie quelconque, cela ne l'amène pas toujours à résigner ses fonctions. Tous les vachers ne rentrent évidemment pas dans cette catégorie, mais c'est là une règle qui malheureusement souffre trop peu d'exceptions.

Quant à la mentalité de ces obscurs serviteurs, le fait suivant va en donner un exemple.

Dans une ferme de la région, comprenant vingt vaches, entre il y a quelques années un vacher qui, le premier jour recueille environ 110 litres de lait ; le lendemain et les jours suivants il en fut ainsi et cette régularité dans la production se maintint trois ans ; c'était merveilleux. Rien n'y faisait, ni les changements de saison, ni les variations de température, ni la mise à la prairie, ni la rentrée à l'étable, toutes circonstances qui avec bien d'autres entraînent des oscillations variées dans la quantité journalière du lait produit : rien n'atteignait cette régularité.

Mais les meilleures choses ont une fin, le vacher vint à quitter la maison. Un successeur arriva qui, le premier jour, eut un déficit de vingt-quatre litres, le lendemain il ne manquait trente et le surlendemain vingt-huit. Peu satisfait des récriminations qu'on lui adressait au sujet de l'irrégularité du rendement, chose inconnue dans l'étable, le nouveau vacher recherche son prédécesseur et lui expose l'amertume de sa situation. Celui-ci avoue sans ambages, que, dans le but de parer à des variations toujours possibles et en somme inévitables, il avait l'habitude de préparer chaque jour de l'eau de son moyennant quelques litres de son macéré dans une quantité d'eau puisée à la rivière qui traversait la cour, et avec cette eau de son il complétait la quantité de lait recueilli, jusqu'à concurrence de 110 litres, cela depuis trois ans, à la satisfaction de tout le monde puisque aucune protestation n'avait jamais été formulée.

Peu de temps après, la laitière qui vendait le lait de cette ferme a été convaincue de mouillage et traduite en correctionnelle. Elle a allégué pour sa défense qu'elle devait mouiller ce lait parce qu'il était trop fort : c'était sans doute par comparaison avec celui qu'elle avait reçu pendant trois ans, avant l'arrivée du nouveau vacher.

Etant donné la disposition des étables, la malpropreté des vaches, la mentalité des vachers, ai-je besoin d'insister pour faire comprendre comment l'on peut trouver journellement en dépôt au fond de chaque litre de lait un ou deux grammes de substances noirâtres dont la place serait ailleurs.

ROLE DES EAUX DE LAVAGE

Après ce que nous venons de voir, il semblerait qu'on ne puisse rien ajouter au dossier du lait touchant les causes de pollution dont cet aliment peut être victime : ce serait une erreur, car il y a un autre point à examiner et il n'est pas négligeable.

Les récipients destinés à recueillir le lait, à le conserver, à le transporter, ont besoin d'être lavés et on les lave, mais de quelle façon ?

La plupart du temps l'eau est rare. Il faut la puiser à l'aide d'un seau dans un puits toujours situé dans le voisinage du fumier, le plus souvent infecté par celui-

ci. L'eau est salc avant le commencement
de l'opération et comme on l'emploie avec
parcimonie parce qu'il est pénible de l'obtenir, elle est loin d'assurer un vrai nettoyage, ainsi qu'elle devrait le faire.

Dans certains cas ce lavage si imparfait
se complique singulièrement ainsi que
l'on peut en juger par les faits suivants :

En 1908, à Couterne dans l'Orne, existait une ferme, dans la cour de laquelle se
trouvaient, autour du puits, une fosse à
fumier, un puisard, une fosse à purin et des
tas de détritus de toutes sortes, disposition dont l'Orne n'a pas le monopole. La
fermière contracta la fièvre typhoïde, et
journellement ses déjections furent répan-
dues sur le fumier. Un orage accompa-
gné de forte pluie survint ; le fumier fut
lessivé à fond et le puits inondé. Comme
l'eau de ce puits servait au lavage des pots
à lait de la ferme, la fièvre typhoïde vé-
hiculée par l'eau ne tarda pas à s'irradier
dans le voisinage, et une soixantaine des
clients de la laiterie contractèrent la maladie qui s'accompagna d'un nombre res-
pectable de décès.

Plus près de nous, dans la commune de
Verneuil, à la même époque, le même fait
se produisit. La fermière atteinte de fièvre
typhoïde contamina son mari, son fils et
sa fille, puis une demi-douzaine de personnes de Creil qui consommaient du lait de
cette ferme : quelques décès en furent la
conséquence, dont un sensationnel.

Enfin, cette année même, deux épidémies semblables ont été signalées à Grenoble et au Hâvre.

L'épidémie du Hâvre éclata au mois
d'avril, le nombre des cas passa brusque-
ment de la moyenne habituelle de 14 à 29.
En mai, il y eut 32 cas de fièvre typhoïde
et 19 en juin. Dès les premières observations le Dr Gilbert du Hâvre, chercha l'ori-

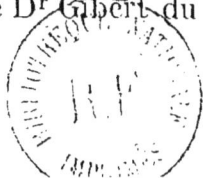

gine de cette épidémie meurtrière. L'eau fut analysée et reconnue saine. Mais le Docteur remarqua que tous les malades faisaient partie de la clientèle d'un même laitier. Le Dr Loir, directeur du bureau d'hygiène du Hâvre, examina les laits suspects et trouva plus de 650 litres de lait — d'ailleurs spécialement préparés et vendus par un pharmacien — infectés de germes typhiques.

Une enquête fit découvrir que le propriétaire de la laiterie — une des meilleures des environs du Hâvre — avait été atteint, fin mars, de fièvre typhoïde.

L'imprudence coupable d'une servante était à l'origine de l'épidémie typhique. Cette femme faisait la lessive des linges des malades dans les mêmes baquets qui servaient au nettoyage des flacons destinés à recevoir le lait ; bien mieux, la toile sur laquelle était filtrée le lait chaque matin, fut plusieurs fois lavée avec la même brosse et dans la même eau qui servait à la lessive de la maison.

On comprend facilement comment les bacilles de la typhoïde furent largement ensemencés dans les flacons de lait.

L'épidémie se propagea avec une grande rapidité. Toutes les personnes qui buvaient du lait en furent frappées. Un enfant très surveillé par ses parents but par hasard une tasse de lait cru. Huit jours après il présentait les symptômes de l'affection typhique.

Le Dr Bordas, professeur suppléant au collège de France, membre du Conseil supérieur d'Hygiène fut chargé d'une enquête. Voici quels en furent les résultats :

« La conclusion qui se dégage des épidémies du Hâvre et de Grenoble qui ont eu pour origine la souillure du lait, c'est la nécessité de réformer sur ce point la loi de

1905 sur les fraudes. Cette loi condamne l'écrémage, le mouillage du lait, l'addition de substances antiseptiques destinées à sa conservation, mais le lait n'est soumis en dehors de ces réserves à aucun contrôle. Il peut provenir de vaches tuberculeuses, il peut être adultéré par des souillures graves, les microbes peuvent y pulluler et le corrompre, la loi ne prévoit pas ces multiples causes d'infection qui peuvent rendre éminemment dangereux la plupart des laits. »

En résumé le lavage de tous les ustensiles de laiterie avec une eau impure est une cause très importante de pollution du lait.

Le mouillage du lait, fraude que l'on ne saurait trop durement qualifier, en est une autre, car on peut estimer que ceux qui la pratiquent s'inquiètent généralement peu de la qualité de l'eau qu'ils emploient.

Telles sont rapidement résumées les différentes causes qui font d'un lait bon, un lait sale et par conséquent mauvais.

Que faudrait-il faire ?

Peu de choses en vérité, mais combien difficiles. Non pas que l'exécution matérielle ne soit à la portée de tout le monde, non pas qu'il faille réaliser des tours de force, non pas qu'il soit nécessaire d'effectuer des dépenses considérables, non, il faut simplement transformer la mentalité de tous ceux qui touchent au lait. Et pour qui connaît la routine traditionnelle qui pèse d'un si grand poids sur la culture française, il ne faut pas se dissimuler qu'il y a là une tâche à l'accomplissement de laquelle toutes les bonnes volontés doivent s'appliquer.

Ce n'est pas malheureusement dans un avenir rapproché que nous verrons disparaître les errements si regrettables qui enlèvent au lait ses qualités les plus précieuses. Ce n'est pas demain que les habitudes changeront ; il faudra revenir bien des fois sur ce point là, de la même façon qu'il faut frapper plusieurs fois sur un clou pour l'enfoncer, et j'ai des raisons sérieuses de croire qu'il faudra frapper longtemps sur celui-ci.

CE QU'IL FAUT DEMANDER AU PRODUCTEUR

D'abord un état sanitaire excellent de l'étable, et pour cela exclure de la production du lait les bêtes atteintes de tuberculose.

La réalisation de cette mesure ne peut être obtenue à bref délai. Il n'est pas excessif de prétendre que si elle était obligatoire immédiatement on arriverait à décider l'abatage de la moitié au moins des bêtes bovines. Ce serait la cause d'une perturbation économique si grave qu'on ne peut y arriver que graduellement et en plusieurs fois. Mais dans tous les cas ce qui est urgent, ce qui contribuera grandement à lutter avec avantage contre la tuberculose, c'est l'amélioration des étables : que ces locaux soient plus vastes, plus hauts de plafond ; qu'ils soient munis de grandes portes et de larges fenêtres pour l'aération et la lumière ; que l'on sache bien que les êtres vivants, bêtes ou gens, *souffrent moins du froid que de l'air confiné, que la lumière solaire est la grande source de santé, l'élément le plus important de l'assainissement* ; que les murs soient enduits, que les trous en soient bouchés, que tout l'intérieur soit blanchi à la chaux ; que les toiles d'araignées et les poussières qu'elles retiennent disparaissent ; que le sol soit

pavé, que l'écoulement des déjections
liquides soit assuré ; que les litières
soient abondantes et renouvelées régu-
lièrement, au moins deux fois par jour ;
que le pansage des bêtes soit fait journellement, les soins de la peau améliorant
dans une large mesure la qualité et la
saveur du lait ; lorsque la peau reste
enduite de crasse, la perspiration cutanée
se ralentit ou s'arrête complètement et le
lait se charge de produits résiduels que la
peau devrait éliminer ; enfin que l'affou-
ragement ne soit pas pratiqué pendant
la traite à cause des poussières qu'il met
en mouvement.

Plus tard nous demanderons que la
traite soit pratiquée en dehors de l'étable,
dans une pièce spéciale, et ce ne sera pas
une innovation due à notre initiative :
les Danois et les Hollandais ne procèdent
pas autrement. Et c'est par des précautions minutieuses réalisant une propreté
extrême, que ceux-ci sont arrivés à sup-
planter auprès de la riche clientèle bri-
tannique la fertile Normandie pourtant
mieux placée qu'eux. C'est sur le terrain
de l'hygiène que les Normands ont été
battus : que cet enseignement ne soit pas
perdu.

CE QU'IL FAUT DEMANDER AU VACHER

De la propreté, encore de la propreté,
toujours de la propreté.

L'accomplissement de son labeur quo-
tidien ne permet pas à cet ouvrier de
rester propre, c'est entendu. Et prétendre
qu'on peut vider une étable sans salir ses
chaussures, ou panser vingt bêtes avec
des vêtements irréprochables serait tout
à fait ridicule. Mais on peut exiger que

le vacher avant de pratiquer la traite
revête une blouse propre ; qu'il lave le
pis de chaque bête et qu'il l'essuie avec
un linge sec ; que la queue de chaque
vache soit attachée à un jarret afin
qu'elle ne fouaille pas à chaque instant
en faisant voltiger la poussière et les poils
qui, en fin de compte, souillent le lait ;
que les vases où on recueille ce liquide
ne restent pas dans l'étable pendant la
traite ; que le lait soit filtré sur une nappe
de coton hydrophile au lieu d'étamine qui
laisse presque tout passer, et enfin et
surtout que le vacher se lave les mains
non pas seulement avant la traite mais
plusieurs fois au cours de celle-ci.

Je ne puis passer sous silence la traite
mécanique qui réaliserait un progrès
énorme. Mais je ne sache pas qu'à l'heure
actuelle il existe des appareils absolu-
ment au point ; ni que ces appareils
puissent être d'un emploi courant par-
tout. En tout état de cause il est permis
d'espérer que l'industrie arrivera à doter
l'agriculture de machines qui remplace-
ront avantageusement le vacher : ce sera
un double bienfait, car pour si insuffisant
qu'il soit, ce serviteur devient de plus en
plus difficile à trouver.

ENTRETIEN DES RÉCIPIENTS

Il est indispensable que les seaux à
traire, que les pots à lait soient étamés
fréquemment ; il est impossible de tenir
propre un vase en métal plus ou moins
envahi par la rouille, on ne peut nettoyer
bien qu'une surface polie. Il est obligatoire que, avant la traite du matin et du
soir tous ces vases soient lavés à l'eau
bouillante, ou à la vapeur d'eau ce qui

serait l'idéal ; que cette eau soit pure et abondante, de façon à ce qu'on puisse la changer au fur et à mesure des besoins, et que les vases lavés les derniers ne passent pas dans une purée innommable.

Qu'après le lavage à l'eau bouillante ces récipients soient de nouveau lavés à grande eau pour être refroidis et mis à égoutter dans des conditions qui ne compromettent pas les résultats du lavage.

CONSERVATION DU LAIT

Si la traite est pratiquée avec des précautions extraordinaires pour éviter la contamination du lait, celui-ci ne renferme au bout d'une heure que quelques centaines de microbes par centimètre cube ; après une mulsion simplement soigneuse quelques milliers ; mais il y en a plus de 100.000 après une traite faite sans précautions, ce qui est le cas le plus ordinaire.

On devine aisément ce que devient pareil lait au bout de quelques heures s'il a été abandonné à lui-même sans aucun traitement.

Pour en faciliter la conservation, on peut lui faire subir deux opérations : le refroidir ou le réchauffer.

Le traitement par le froid consiste simplement à plonger pendant plusieurs heures dans de l'eau à 12 ou 13°, moins encore si l'on peut, les boîtes à lait hermétiquement closes. Le froid ne tue pas les microbes, mais il arrête leur développement, ce qui en somme permet au lait de durer ; les phénomènes de fermentation se trouvant retardés, on a le temps de consommer le produit avant qu'il ne s'altère. A noter toutefois que la température de refroidissement que je viens de citer et qui n'est que relative devra être maintenue, car le lait reste ensemencé et dès que sa température redeviendra favorable la fermentation reprendra son activité.

Il est facile de mettre en évidence les conséquences du refroidissement. De deux échantillons dont l'un seulement a été refroidi, celui-ci se conservera au moins deux fois plus longtemps que l'autre.

Du lait recueilli à 33°, refroidi à 16° ne donne comme mesure de son acidité que 2.1 au bout de 4 heures ; le même lait non refroidi accuse 3 dans le même temps et nous avons vu plus haut que l'augmentation de l'acidité traduit le commencement de l'altération.

Mais si la matière première est mauvaise, ce n'est pas l'emploi même très judicieux du froid, aussi prolongé qu'il soit qui l'empêchera de donner un mauvais produit.

Le traitement par la chaleur consiste à porter le lait à une température élevée, pendant quelques minutes pour détruire tout ou partie des germes qu'une traite peu soignée ou des manipulations ultérieures maladroites ou malpropres ont largement déversées dans le lait.

Si l'on s'arrête à 80° on fait de la pasteurisation, quand on pousse à 110° on fait de la stérilisation.

Ces opérations contribuent dans une large mesure à assainir, à purifier le produit ensemencé qui a été soumis à leur action. Mais la pasteurisation sera surtout efficace si elle est suivie obligatoirement d'une réfrigération immédiate et forte. Sans cette précaution le lait conserve un goût de cuit qui ne plaît pas à tout le monde, et il se caille facilement même en dehors des fortes chaleurs de l'été. Mais encore une fois, ces deux opérations refrigération et pasteurisation, ne transformeront jamais un lait sale, mal récolté et par conséquent mauvais en un lait bon parce qu'il est pur et exempt de germes.

CLASSIFICATION DES LAITS

En passant je crois devoir dire quelques mots de la classification qu'on a voulu faire des laits. Cela me fournira l'occasion de combattre une erreur très répandue concernant la subordination de la valeur des laits aux races des vaches qui les ont fournis.

En 1897, la Commission du lait à Paris à l'instigation du professeur Budin élabora une classification du lait basée sur sa teneur en matières grasses : devait être considéré comme *très bon* le lait qui contenait 40 grammes de crème par litre ; celui qui n'en contenait que 35 était simplement *bon* et celui qui n'en contenait que 30 à 35 était du *lait médiocre*.

C'était une absurdité et une injustice. Il y a des vaches hollandaises par exemple qui donnent du lait ne renfermant que 30 grammes de beurre par litre : ce lait est pourtant bon. Qu'il ne soit pas à recommander pour les fabricants de beurre c'est possible, mais il convient parfaitement pour la nourriture des enfants, et il arrive fort souvent que le lait provenant de vaches normandes, meilleures beurrières que les hollandaises, a besoin d'être coupé d'une certaine quantité d'eau pour être donné aux nourrissons.

On a adopté aujourd'hui une autre formule qui est plus juste, qui n'est pas exclusive des diverses qualités de lait, variables comme les bêtes qui les ont fournis : *doit être tenu pour bon lait celui qui est pur, sain et propre.* Cette définition comprend tout ce qu'il est utile et suffisant d'exiger.

NOURRITURE DES VACHES LAITIÈRES

Personne n'ignore que le mode d'alimentation des vaches exerce une grande influence sur la secrétion lactée. Il est d'observation banale qu'une distribution supplémentaire de tourteau, par exemple, entraîne un meilleur rendement en lait. Dans certains cas des buvées chaudes abondantes, arrivent au même résultat : j'ai vu une vache normande de grande taille du reste, médiocrement nourrie d'ailleurs, qui arrivait à absorber par jour environ 150 litres d'une décoction de betteraves additionnée de son. Cette bête produisait ainsi 35 litres de lait.

Depuis quelques années, les Tribunaux assimilent à une fraude véritable ce procédé qui a reçu le nom de polylactie et le Parquet poursuit résolument ceux qui le pratiquent.

Mais si l'on peut augmenter la production lactée par un régime approprié, il a été démontré maintes fois que l'on ne peut pas grand chose sur la qualité du lait. Que les bêtes soient soumises à tel ou tel régime la composition du lait ne varie pas sensiblement : les chimistes constatent que la quantité de chaque partie constituante ne s'éloigne pour ainsi dire jamais d'une moyenne assez uniforme, exception faite pour quelques cas particuliers.

Ainsi au dernier concours agricole de Beauvais il y eut un concours de vaches beurrières. À la stupéfaction de tous, y compris le propriétaire, ce fut une vache hollandaise qui accusa la plus forte proportion de matières grasses et qui remporta le premier prix, battant des vaches normandes qui paraissaient mieux placées qu'elle. Le soir du même jour on avait l'explication du phénomène, la hollandaise était malade, atteinte d'une forte indigestion : le lait fourni le matin à la traite d'essai était d'une richesse anormale en matières grasses. Mais ceci est un cas particulier.

En thèse générale on ne peut pour ainsi dire rien sur la qualité du lait.

Et, c'est à la faveur de l'indifférence des bêtes pour un régime donné que l'on peut alimenter pendant un mois ou plus des vaches laitières presque exclusivement avec des feuilles de betteraves. La sécrétion lactée n'en est pas diminuée, au contraire, la qualité du lait en souffrirait peu si l'on prenait des précautions spéciales de propreté. Car la richesse en sels de potasse des feuilles de betterave communique des propriétés purgatives qui entraînent une diarrhée perpétuelle. Cet inconvénient se répercute sur le lait au détriment du consommateur; il cause un amaigrissement notable des vaches au détriment du producteur : c'est un régime économique sans doute, mais parfaitement détestable.

Nous avons vu plus haut que la chimie est impuissante à mettre en évidence une modification quelconque correspondant à un changement de régime.

Mais la chimie n'est pas tout. Si l'on s'en tenait strictement à ses enseignements, on se trouverait parfois dans une fausse sécurité.

C'est ainsi que, fréquemment, on voit des laits reconnus bons par la chimie, provoquer des accidents intestinaux graves chez des nourrissons. Ces accidents sont dûs à des toxines que le lait sert à éliminer, toxines empruntées par les vaches aux aliments avariés qui parfois font partie de la ration.

Il n'y a pas de doute sur ce sujet : l'enfant est un réactif autrement sensible que les meilleurs réactifs de laboratoire.

Et la cause de ces troubles de nutrition chez l'enfant par du lait mal obtenu est si bien reconnue des intéressés que dans le Nord de la France, où les vaches reçoivent une alimentation riche en drèche, une d'entre elles est mise de côté ; on la nourrit avec des fourrages, des farineux, des racines et des tourteaux de bonne qualité. Les autres sont destinées à fournir du lait commercial, celle-ci est réservée à la production du lait consommé dans la famille.

Après de multiples observations, après de nombreuses expériences on a été amené à conclure que si les résidus industriels, pulpes, drèches, tourteaux, produits mélassés peuvent donner de bons résultats quand ils sont consommés à l'état frais, il est loin d'en être ainsi quand ils sont avariés, quand des fermentations secondaires se sont développées dans la masse. Et non seulement ils sont dangereux par leur mauvaise qualité, mais ils le sont encore davantage à cause de l'abus qu'on en fait.

Et s'il m'était permis d'ouvrir une parenthèse, je dirais que ces résidus industriels avariés ne sont pas seulement dangereux pour la production du lait qu'ils peuvent altérer : ils le sont probablement aussi pour les animaux qui les consomment bien que ceux-ci n'accusent pas toujours des troubles immédiats.

Deux affections épizootiques très graves qui causent à l'agriculture des pertes énormes pourraient bien être portées à leur actif. Je veux parler des avortements et des mammites épizootiques.

Je n'insisterai pas là-dessus, ce serait sortir du sujet : il n'y a rien de démontré, du reste, mais des coïncidences remarquables me sont apparues qui pourraient bien dans un avenir prochain éclairer d'un jour nouveau l'étiologie de ces deux affections.

Pour terminer, il ne me semble pas inutile de mettre sous les yeux du public quelques chiffres qui ont permis l'établissement du prix de revient du lait. Ces chiffres m'ont été fournis par un agriculteur très averti, ingénieur diplômé de l'Institut agronomique : on peut et on doit les tenir pour sensiblement exacts.

PRIX DE REVIENT DU LITRE DE LAIT
ÉTABLI SUR UNE VACHERIE DE 20 VACHES

(6 mois d'hiver)

A. *Frais généraux.* — *Par tête et par an :*

1º Amortissement de la valeur d'une vache.

Achat 600 fr.; vente 400 fr.; différence : 200 fr. en 5 ans.................. 40

2º Intérêts du capital engagé ; 600 fr. à 4 %.................... 24

3º Vétérinaire et médicaments, une visite par an................ 6

4º Pertes 1/20 en assurances 5 % par bête 600 : 20................ 30

5º Main-d'œuvre : 1 vacher 1.200 francs pour 20 bêtes............. 60

_____

160

Par tête et par jour 0 fr. 46. Ci..   0.46

B. *Nourriture. Par tête et par jour* :

1º Betteraves et menues pailles ; et préparation, 50 kil. à 20 fr. les 1.000 kil..............................   1 00

2º Luzerne : 5 kil. à 60 fr. les 1.000 kil.............................   0 30

3º Tourteau de coton : 1 kil. 1/2 à 18 fr. les 100 kil..................   0 27

4º Son : 1 kil. à 15 fr. les 100 kil..   0 15

5º Paille litière, équivalente à fumier pour mémoire..................   0 00

Prix de revient de la journée d'une vache 2 18

Avec cette nourriture on peut obtenir au maximum une production journalière de 10 litres de lait. L'étable composée de 10 normandes et 10 flamandes a produit une moyenne calculée pendant 7 ans de 9 litres 40 du 1er novembre au 1er mai.

Le prix de revient est donc 2.18 : 10 = 0 fr. 22.

PRIX DE REVIENT PENDANT L'ÉTÉ

Par tête et par an.   pr jour

A. *Frais généraux* :

Les mêmes qu'en hiver : 160 fr..   0 46

B. *Nourriture* :

1º Pâturage 1/2 hectare loué 100 fr. : 100 fr.

Frais d'entretien par hectare : Engrais, purin, clôtures, fossés, hangar, hersage, impôt, etc., 100 f.   0 55

2º Foin 2 k. 500 à 30 fr. les 500 k.   0 15

3º Tourteau de coton 1 k. 500 à 18 fr. les 100 k....................   0 27

                               1 43

PRIX DE REVIENT DE LA JOURNÉE D'UNE VACHE

En été la production atteint 8 litres par jour, soit 1.43 : 8   0 fr. 18.

Hiver 0 22
Eté... 0 18
_____
0 40 : 2 = 0 fr. 20 en moyenne.

Il s'agit là d'une étable assez bien tenue composée de bêtes de valeur, convenablement nourries : elles produisent du lait qui coûte 0 fr. 20 le litre. Toutes les conditions qui permettront de l'obtenir mieux, avec une propreté plus rigoureuse — et on pratique ici la réfrigération et la pasteurisation — contribueront à élever ce prix. Il faudra que la sociologie s'en accommode car l'hygiène les réclame avec insistance, j'ai essayé d'en démontrer la légitimité.

Je serai particulièrement heureux si l'on m'a compris et si l'on veut bien reconnaître que ce modeste travail n'a été inspiré que par le désir d'être utile aussi bien à ceux qui produisent le lait qu'à ceux qui le consomment.

Il me reste à indiquer qu'une partie des chiffres cités, et des matériaux utilisés ici ont été empruntés soit à la Physiologie de mon ancien maître Laulanié, soit au « Rapport sur le lait » présenté à la Société de Médecine publique, par M. le Professeur Porcher, de l'Ecole vétérinaire de Lyon à la session de 1911.

30 décembre 1913.

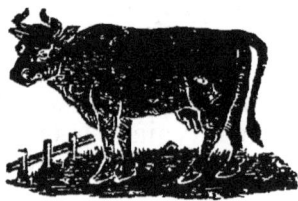

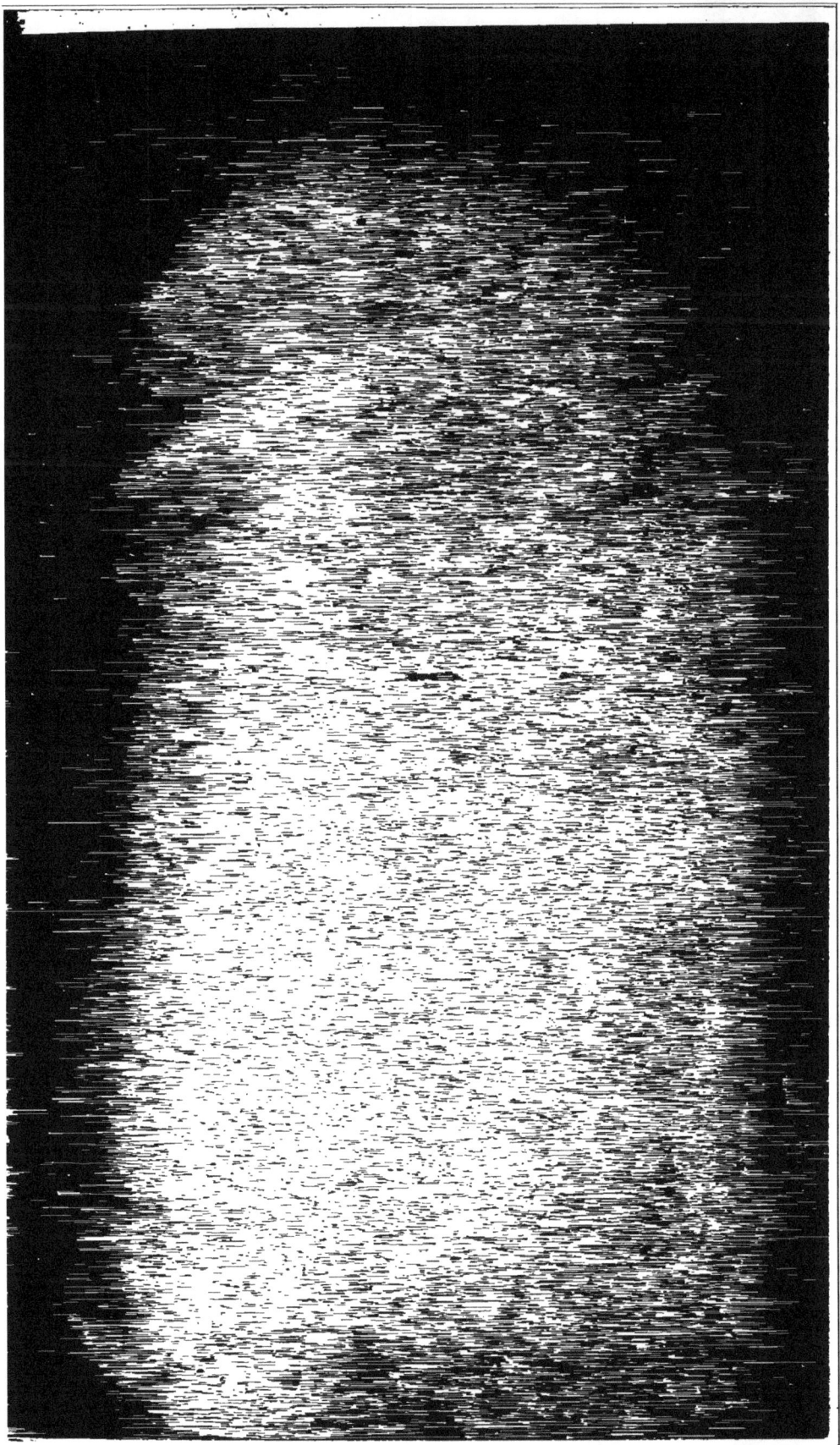

www.ingramcontent.com/pod-product-compliance
Lightning Source LLC
Chambersburg PA
CBHW071429200326
41520CB00014B/3632